プチ矯正

― ブラケットもワイヤーもない！
ホワイトニングもできる ―

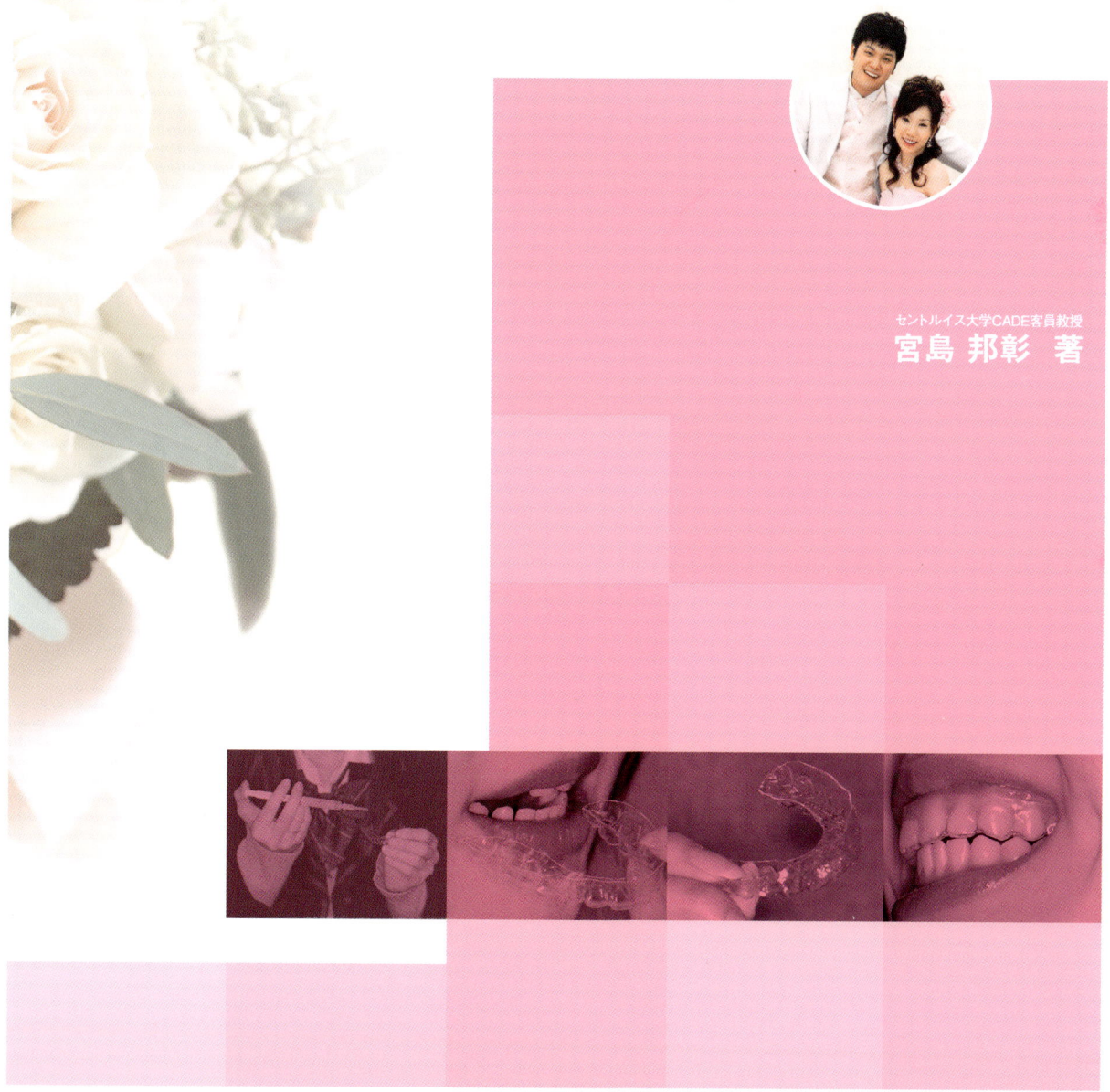

セントルイス大学CADE客員教授
宮島 邦彰 著

クインテッセンス出版株式会社　2008

Tokyo, Berlin, Chicago, London, Paris, Barcelona, Istanbul, Milano, São Paulo, Moscow, Prague, Warsaw, New Delhi, Beijing, and Bukarest

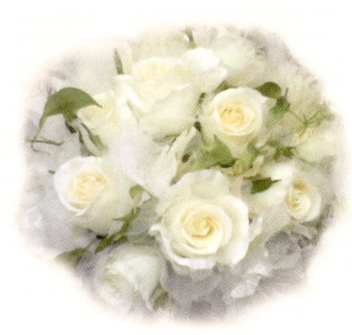

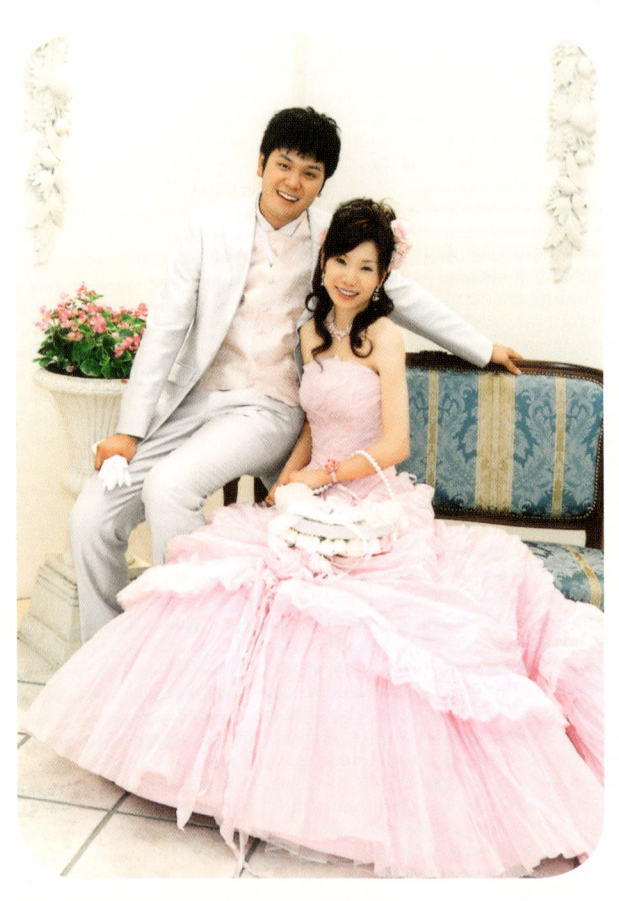

大切なその日に、"輝く口元"が後押ししてくれる

あなたが主役の特別な日
とびきりの笑顔で自信をもって迎えたい…

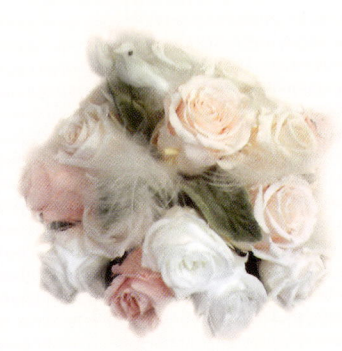

CONTENTS

- ♥ **見えない矯正治療**／4
  - ・目立たない矯正装置／4
  - ・見えない矯正装置／4
- ♥ **アクアシステム**
  ―ホワイトニングもできる"夢のプチ矯正"―／5

- ♥ **不正咬合**―正しく咬み合わない歯―
  1. 顎の構造―咬み合わせをあまく見てはいけない／8
  2. 不正咬合にはどんなタイプがあるのか／8
  3. Eラインによる簡単な診断法／12
  4. 不正咬合は早期治療が大切／12

- ♥ **アクアシステムとは**―アクアシステムの実際―
  1. アクアシステムで不正咬合を治す／14
  2. アクアシステムはどんなケースに効果的なのか／14
  3. アクアシステムのメリット／14
  4. アクアシステムの治療ステップ
     ―まずは診断資料を採ることから―／16
     - ・前準備の処置：歯列拡大の場合／17
     - ・前準備の処置：隣接する歯面を削る場合／17
     - ・アクアフレームの製作／18
     - ・アクアフレーム装着前の咬合調整
       ―フレームの咬合面を削る―／18
  5. アクアフレームを装着する／18
     - ・1日の装着時間は20時間が目標―早く良くなるために／19
     - ・治療期間は半年から1年／19
     - ・手入れは歯ブラシで流水下で／19
     - ・アクアフレームと他の矯正治療アイテムとの併用／20

- ♥ **アクアシステム**―10のQ&A―／22
- ♥ **アクアシステム症例集**
  ―アクアフレームできれいな歯並びを手にされた方たち―／28

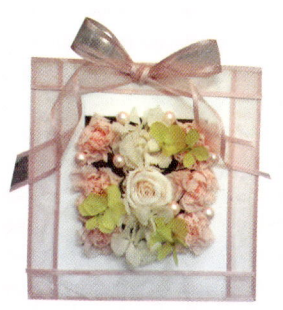

見えない矯正治療

成人の矯正治療は最近ではかなり普及してきていて、ワイヤー固定の装置を付けていても周囲からジロジロ見られるようなことはなくなりました。しかしやはり見た目を気にして、目立たない装置を希望する人は多いようです。

目立たない矯正装置

近年、目立たない矯正装置として、ワイヤーを歯に固定する台となるブラケット自体が透明なセラミック製のものや、ワイヤーも白くコーティングされているものなど、さまざまな装置が工夫されています。これらを組み合わせれば、ほとんど見た目は気になりません。

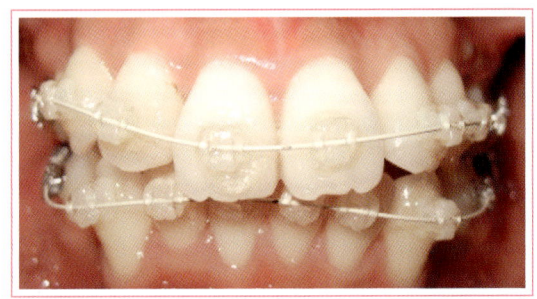
●透明なブラケット＆白くコーティングしたワイヤー

見えない矯正装置

どうしても見えないようにしたい場合には、歯の裏側に装着する方法もあります(舌側矯正)。この装置は大きな口を開けないかぎり外からは見えませんが、問題点も多いのです。
そこで開発した方法がアクアシステムです。

舌側矯正の問題点
1. 歯みがきがしにくいため歯肉炎になりやすい
2. 人によっては発音しづらい
3. 食事しにくい
4. 治療期間が長引く
5. 費用が高額

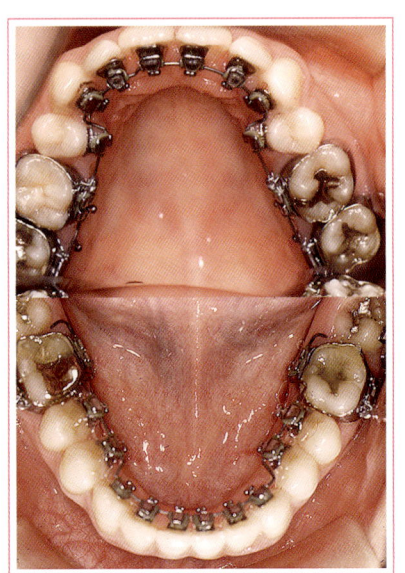
●舌側ブラケット

―ホワイトニングもできる"夢のプチ矯正"―

アクアシステム

　アクアシステムは、マウスピース型の透明なフレームを歯に装着するだけの、目立ちにくく、取り外しもできるまったく新しい矯正歯科治療法です。今まで矯正治療をためらっていた方でも、"これならやってみたい"と思われるでしょう。あなたも気軽に始めてみませんか。

　アクアシステムでは、歯型を元にして段階を追って製作した透明なプラスチックシート製のフレームを、2～4週間ごとに交換していきます。見た目にはほとんど気づかれずに治療できます。装着していても違和感がほとんどなく、食事やブラッシング時は取り外せるため、快適な矯正ライフが過ごせます。
　アクアシステムで矯正治療をしながら、フレームの中に薬剤を入れてホワイトニングもできます。

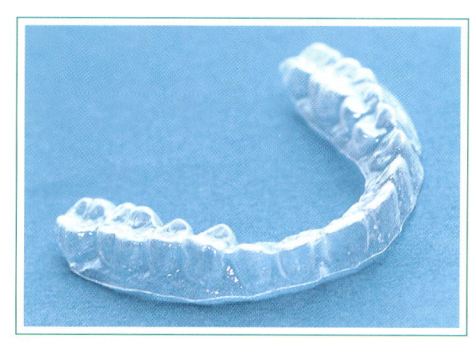
●マウスピース型の透明なアクアフレーム

●他の装置との比較

矯正治療の種類	通常ブラケットの矯正治療	舌側ブラケットの矯正治療	アクアシステムの矯正治療
装着状態	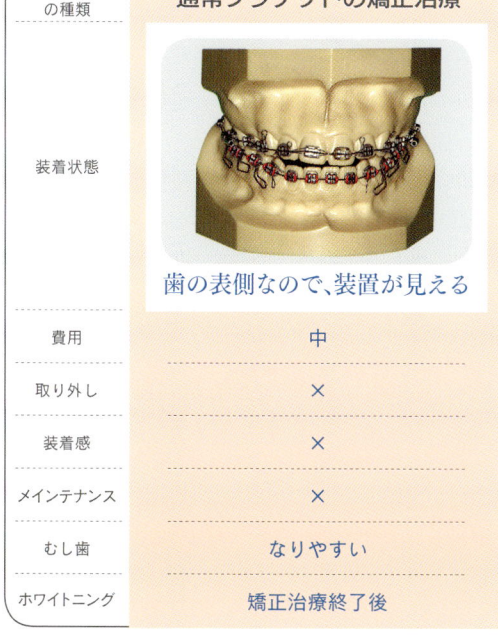 歯の表側なので、装置が見える	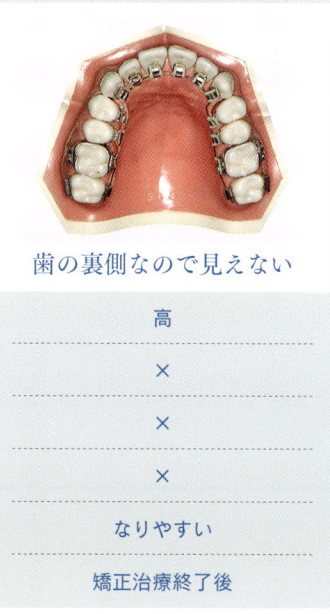 歯の裏側なので見えない	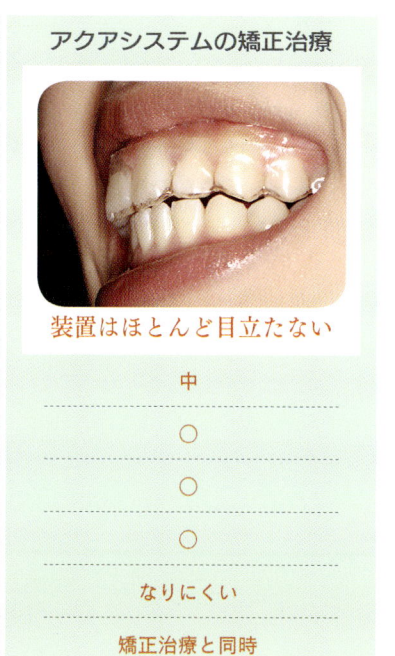 装置はほとんど目立たない
費用	中	高	中
取り外し	×	×	○
装着感	×	×	○
メインテナンス	×	×	○
むし歯	なりやすい	なりやすい	なりにくい
ホワイトニング	矯正治療終了後	矯正治療終了後	矯正治療と同時

アクアシステムは、どんな歯並びの矯正治療にも効果的に使えるというわけではありません。矯正治療が必要な"正しく咬み合わない歯の状態"を不正咬合といいます。アクアシステムは、そのうちのどんな不正咬合に効果的なのでしょうか。

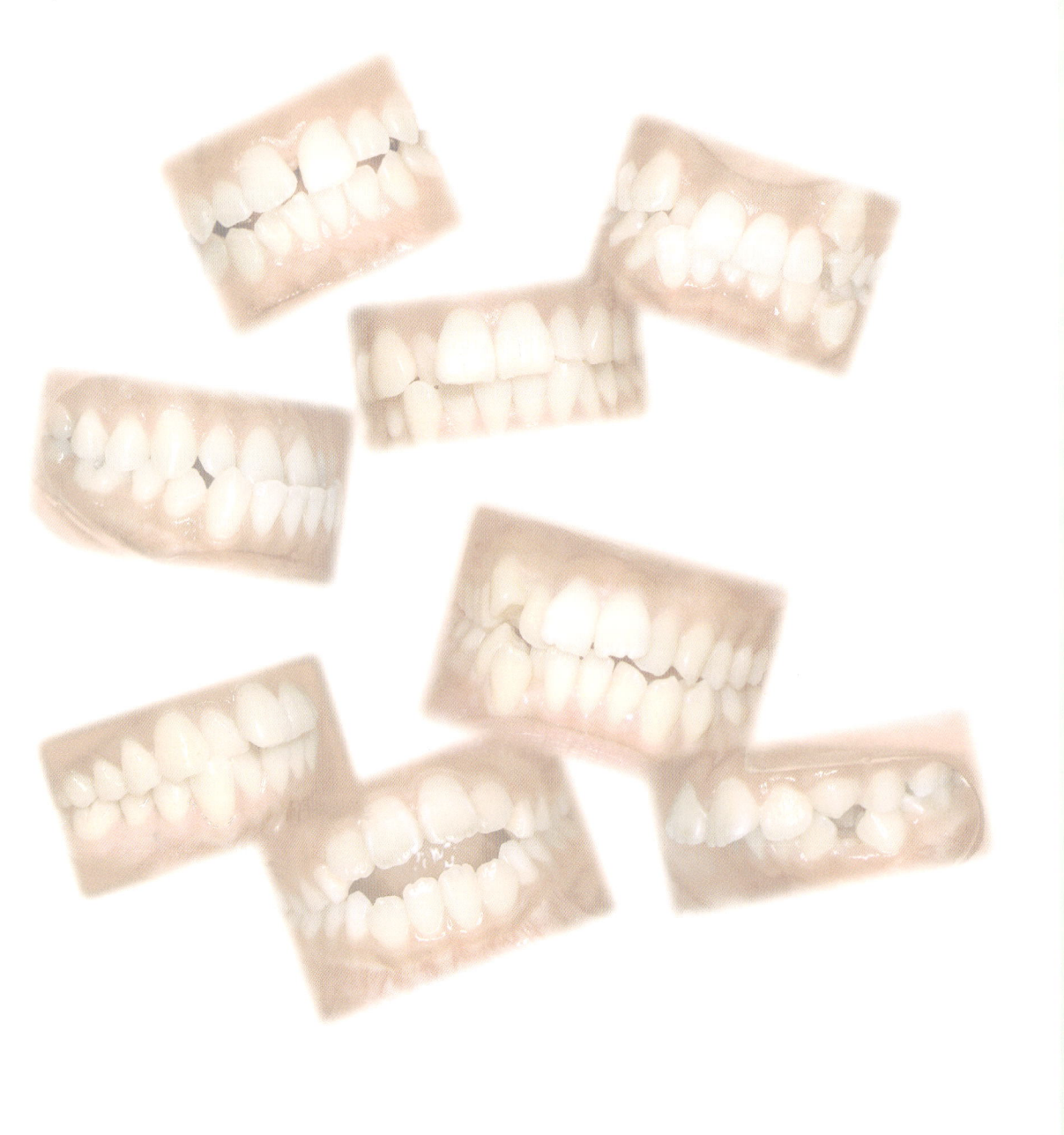

不正咬合
―正しく咬み合わない歯―

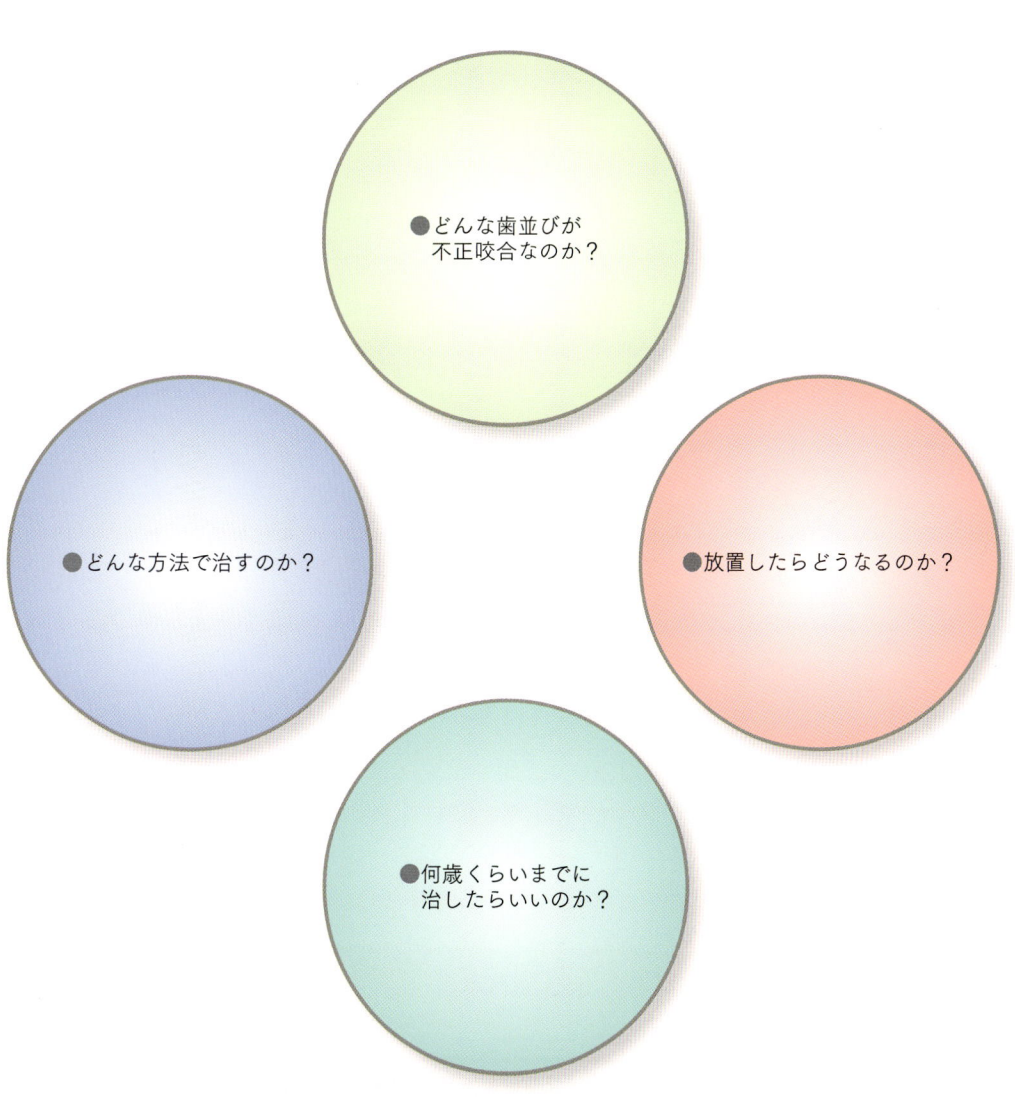

- どんな歯並びが不正咬合なのか？
- どんな方法で治すのか？
- 放置したらどうなるのか？
- 何歳くらいまでに治したらいいのか？

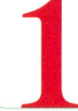 # 顎の構造——咬み合わせをあまく見てはいけない

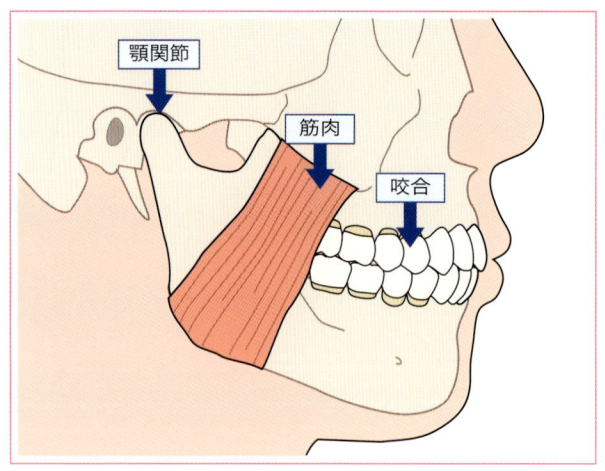

　歯列は図のように上顎と下顎にくっついており、上顎は頭の下につながっています。下顎は顎関節を介して頭と関節を形成しています。ですから口を開けるときには下顎が開くことになり、下顎が偏位しやすく、ズレやすいのです。すると顎関節の左右に差が生じ、顎関節症を発症することもあります。下顎の位置がズレていると顎関節を壊してしまうばかりか、その近くにつながっている耳にも影響を与えることさえあります。

　上下の歯列や顎をつないでいるのが筋肉です。顎がズレてしまうと左右の筋肉の引っ張りがアンバランスになり、その付け根の部分が疲れやすくなります。その結果、頭痛や肩こり、目の疲れから全身に至るいろいろな不正愁訴が起こることもあります。咬み合わせをあまく見てはいけません。

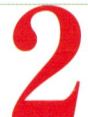 # 不正咬合にはどんなタイプがあるのか

不正咬合にはいろいろなタイプがあります。

不正咬合のタイプ	
❶上顎前突	❺過蓋咬合
❷下顎前突	❻顎変形症
❸叢生	❼これらの複合型
❹開咬	

上顎前突　じょうがくぜんとつ

概略：いわゆる"出っ歯"。上の前歯が下の前歯よりも前へ出ている歯並び。
原因：上の前歯自体が突出している場合と、下の前歯や下顎自体が後退している相対的な場合がある。
治療：成長期なら下顎自体を前方へ出して治すことができる。抜歯をして、そのすき間へ前歯を入れる。
　成人になってから顎の大きさを変えるには手術が必要。

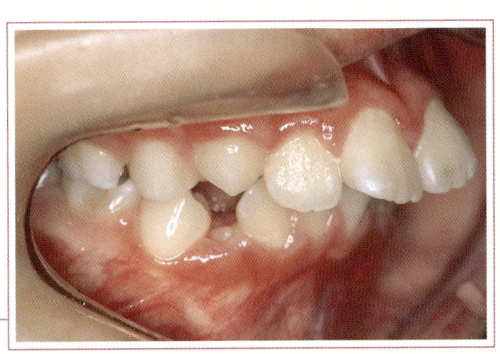

下顎前突　かがくぜんとつ

概略：いわゆる"受け口"。下の前歯が上の前歯よりも前へ出ている歯並び。遺伝的影響を受けやすい。
原因：下顎が大きかったり、下の前歯自体が突出していることによる場合と、上の前歯や上顎自体が後退している相対的な場合がある。
治療：成長期なら上顎自体を前方へ出して治すことができる。抜歯をして、そのすき間へ下顎の前歯を入れる。
　上顎前突の骨格的治療は中学生くらいまで可能だが、下顎前突の骨格的治療はとくに早期が効果的で、10歳くらいまでに行わないと治らない。成長が終了してから下顎の大きさを変えるには、手術が必要。

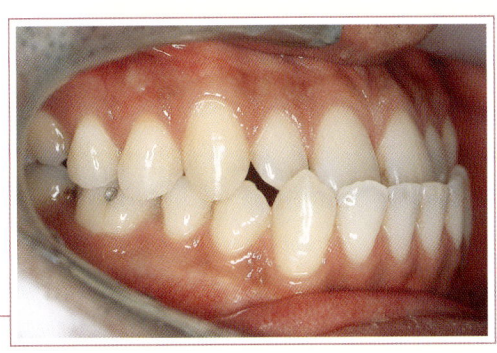

叢生　そうせい

概略：いわゆる"乱杭歯"や"八重歯"。でこぼこした歯列の状態。日本人に多い。
原因：永久歯の生えるすき間不足。
　永久歯の生える順序から、上顎には八重歯が多く、下顎では後ろの歯が内側へ倒れた状態になる。

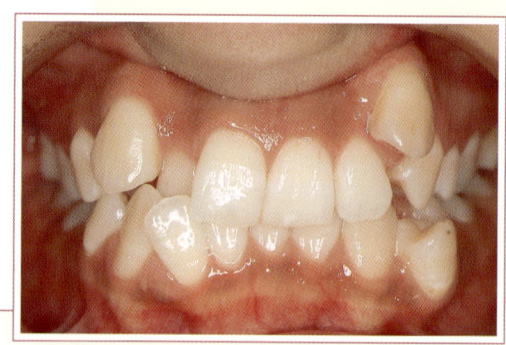

八重歯

　日本人的感覚ではかわいらしいといわれてきましたが、これは日本独特の感覚で、欧米では逆にドラキュラを想像させ、いやがられます。文化の違いでしょう。原因がすき間不足ですから、治療法はすき間をつくることです。それには抜歯が簡単ですが、できれば健康な永久歯は抜歯したくないものです。
　そこで、数年前に矯正用のミニインプラント（矢印）を利用した治療法が開発されました。この方法により、奥歯から後ろへ移動させてすき間をつくることが可能になりました。しかし、この方法でもまだすき間が足りない場合もあります。その場合には抜歯治療が必要となります。

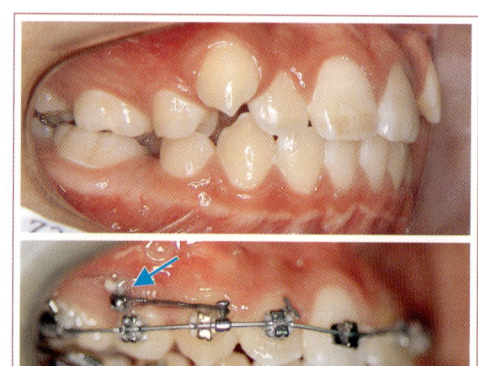

開咬　かいこう

概略：奥歯で噛んでも上下の前歯が開いてしまって接触しない歯並び。
原因：多くは舌を上下の前歯の間に挟んでいる舌突出癖や下唇を噛む癖。この状態が成長期に続くと下顎の下方成長が起こり、骨格的な開咬となる。
治療：骨格的な開咬になってからでは、手術でしか治せない。ただ最近では直径1.3mm程度の小さなミニインプラントを使った矯正治療が普及し、奥歯を沈み込ませて治す方法も可能になってきている。これにより、手術をしなくとも改善できる場合が多くなった。

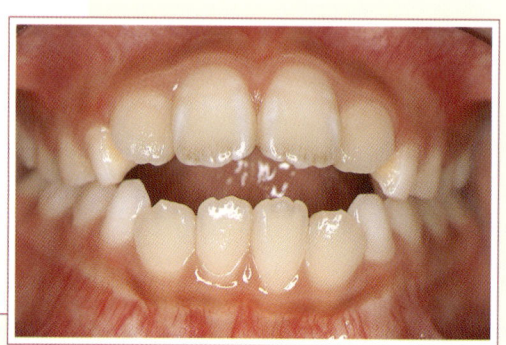

過蓋咬合　かがいこうごう

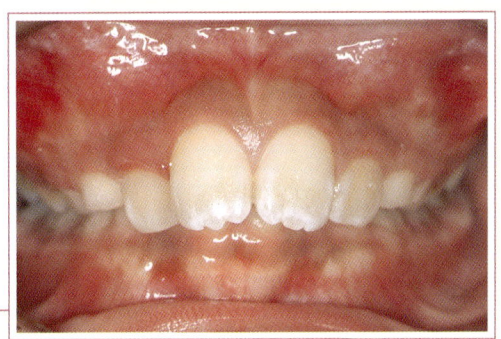

概略：
・一見しただけではわかりにくいが、実は大きな問題のある不正咬合。
・前歯の咬み合わせが深く、反対の歯の付け根の歯茎に食い込んでしまうことになる。
　その結果、顎の動きが制約されて顎関節症になったり歯周病になったり、前歯が早く抜けてしまったりする原因にもなりかねない。
原因：上下の前歯が前後的にズレて伸びてしまったり、奥歯が十分生えてこない場合などがある。
治療：奥歯が生える時期であれば取り外し式の装置で奥歯を伸ばし、全部永久歯になったら逆に前歯を歯茎の中へ押し込む治療をする。

顎変形症　がくへんけいしょう

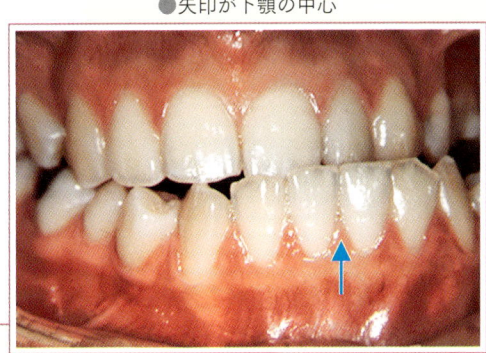

●矢印が下顎の中心

概略：下顎が偏位している不正咬合。ひどい場合には手術が必要。成長期に下顎が偏位していると、左右的に不均衡な発育をするので、結果的に下顎の左右の大きさそのものが違う顎変形症となる。
原因：生活習慣によるものと遺伝や先天異常、出産時の外傷などがある。
・毎日の生活のなかで下顎に外力を加えるような習慣、たとえば頬杖をついたり、うつ伏せ寝をしたりする癖は、筋肉の力よりもずっと大きな暴力的外力となる。成人になってからのこうした生活習慣は、顎関節症の大きな原因にもなる。
治療：生活習慣の改善
　まず原因である生活習慣を改善する。まだ顎関節症が発症していなければ、歯列矯正でかなり改善できる。

3 Eラインによる簡単な診断法

　Eラインに上下の唇が接触するくらいが日本人としては調和のとれた顔とされています。唇はその裏打ちをしている前歯の前後的な位置によって、その突出度が決定されています。つまり、唇の前後的位置をEラインから評価すれば、間接的に前歯の前後的位置を診断できます。

　今の顔立ちが気に入っていれば前歯の位置を変えないで歯並びを治せばよいし、唇がかなり前突しているのが気になれば、前歯を中へ入れて顔立ちを改善することになるでしょう。

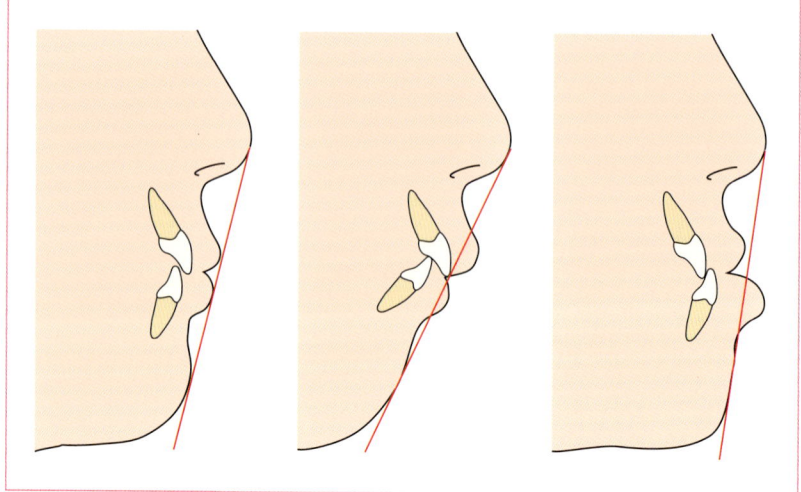

●鼻の頭と、下顎の先端を結んだ線をEラインといいます

4 不正咬合は早期治療が大切

　どんなタイプの不正咬合でも、早期に治療するのが効果的です。症状は年々悪化していきます。成長期であれば、ある程度の骨格的な改善も可能です。永久歯の生えるすき間をつくることもできます。

　永久歯になってからでも歯は前へ前へと移動する傾向にあるので、年とともに前歯部の不正咬合が目立ってきます。40歳くらいになって"20歳の頃はこんなじゃなかったのに"という声を耳にすることがあるのは、このためです。

　また、不正咬合は歯周病の進行とともに急速に悪化します。歯を支えている骨が弱ってくると、歯も移動しやすくなります。逆に不正咬合によりブラッシングが不十分となって、歯周病が悪化しやすいのです。問題が起こる前に健康な歯並びを獲得し、保つことが大切です。

不正咬合は早期治療が効果的

❶ 症状は年々悪化する

❷ 歯周病とともに急速に悪化する

❸ 逆に不正咬合のためにブラッシングが不十分となり、歯周病が悪化しやすい

❹ 加齢とともに前歯部の不正咬合が目立ってくる

❺ 成長期なら、ある程度骨格的に改善でき、永久歯の生えるすき間もつくれる

※問題が起こる前に健康な歯並びを獲得し、保つことが大切

アクアシステムとは
―アクアシステムの実際―

透明なフレームを歯に装着するだけで、目立たずに行える"夢のプチ矯正"です。

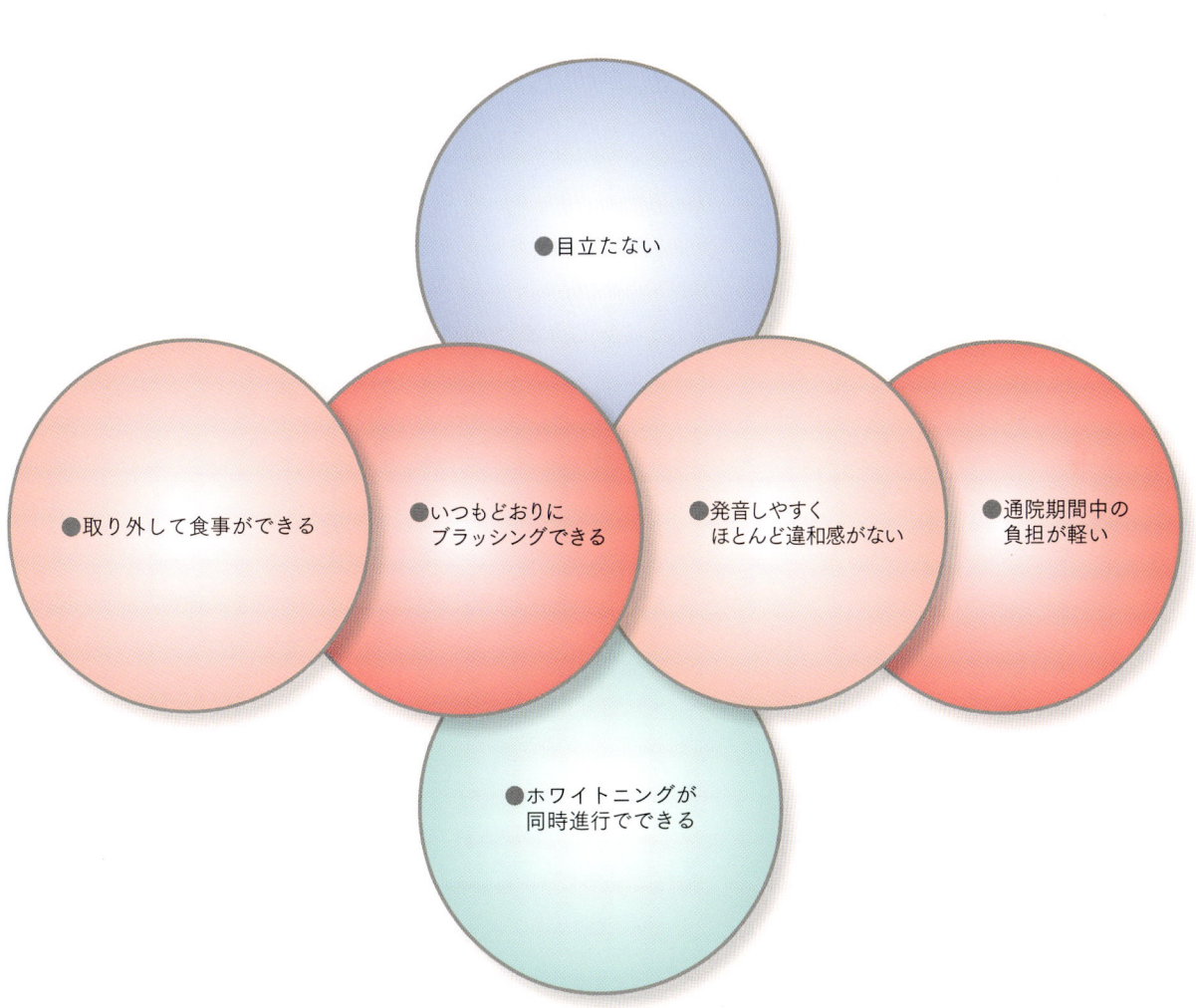

- 目立たない
- 取り外して食事ができる
- いつもどおりにブラッシングできる
- 発音しやすくほとんど違和感がない
- 通院期間中の負担が軽い
- ホワイトニングが同時進行でできる

1 アクアシステムで不正咬合を治す

　アクアシステムで、前に挙げたような"正しく咬み合わない歯並び(不正咬合)"のたいていのケースが治ります。部分的なでこぼこなどはアクアシステムだけで"プチ矯正"感覚で治せます。
　一見ひどい乱杭歯(叢生)でも、スペースを広げるだけで、抜歯しないですむ場合は、アクアシステムだけで治せます。
　アクアシステムは他の装置と併用することができるので(p.20)、部分的・一時的に併用して効果的に治す場合もあります。

アクアシステムでこれが治せる
❶でこぼこの歯並びが改善できる
❷歯列の幅の拡大(縮小)ができる
❸出っ歯や受け口が治る
❹下顎の左右的なズレが治る

2 アクアシステムはどんなケースに効果的なのか

アクアシステムが効果的なケース
❶でこぼこした歯並びを整える場合
　とくに、抜歯せずにすむ程度の叢生に効果的
❷抜歯が必要なくらいひどい不正咬合でも、多くの歯根の移動が必要ない場合
❸ブラケット(固定式ワイヤー装置)による短期間の最終治療のできる抜歯症例
❹見えないところに部分的な固定式装置を使用する場合
❺下顎が横にズレているような不正咬合(顎偏位症:このような場合にはアクアフレーム装置がスプリント効果を発揮し、下顎位が改善される)

3 アクアシステムのメリット

　アクアシステムには、従来の装置に比べていろいろなメリットがあります。

アクアシステムのメリット
❶目立たない
❷取り外して食事ができる
❸いつもどおりにブラッシングできる
❹ホワイトニングが同時進行でできる
❺発音しやすく、ほとんど違和感がない
❻治療時間が短い　　　　　　　など

アクアシステムのメリット

1 目立たない

歯並びはきれいにしたいけれど、やっぱり従来の装置には抵抗があるという方が、まだまだ多いのではないでしょうか？「見た目を気にして、矯正歯科治療をためらっていた…」そんな方にぴったりなのがアクアシステムです。

アクアシステムは、透明なプラスチック製のシートから作られたフレームで治療するため、歯の矯正をしていることは、ほとんど気づかれません。

2 取り外して食事ができる

ブラケットを使用した装置の場合、ガムや餅菓子など粘着性のある食べ物は装置にくっついて装置がはずれてしまうことがあります。また装着直後や調整後に痛みがあるため、軟らかいものしか食べられないことがあったり、食べかすが挟まっていないか気になったり、制約が多くなります。

アクアシステムは食事する時は装置が取り外せるので、食べ物に気をつかわなくてすみます。

3 いつもどおりにブラッシングできる

従来の矯正治療では、歯の表面（または裏側）にブラケットとワイヤーを装着して治療を行います。そのため歯ブラシが届きにくく磨き残しができやすいので、むし歯ができないようにするため食後のブラッシングには注意が必要で、手間もかかりました。

アクアシステムは装置が取り外しできるので、いつもと変わりなくブラッシングができます。

4 ホワイトニングが同時進行でできる

矯正歯科治療で歯並びがきれいになると、歯の色も気になりホワイトニングも始める患者さんがふえています。アクアシステムはマウスピース型の装置の中にホワイトニングの薬剤を入れられるので、同時進行でホワイトニングができます。

アクアシステムなら改めてホワイトニングに通う手間がいらず、時間が短縮できます。

5 発音しやすく、ほとんど違和感がない

従来の装置は装着時に唇や舌と歯の間に違和感があり、慣れるのにかなり時間がかかります。また歯の裏側に装着する装置の場合は、舌っ足らずな話し方になりやすいのです。

アクアシステムは装置を装着したときの違和感はほとんどありません。とくに接客業や営業など、仕事上会話することが占める割合が高い職業の方にとっては最適な治療法です。

6 治療時間が短い

アクアシステムと従来の矯正治療とのもっとも大きな違いは、金属製のワイヤーを使用しないことです。従来の装置はワイヤーを徐々に調整して歯を動かします。

アクアシステムは、歯型を元に作られるマウスピース型の装置（アクアフレーム）を付け替えていくことで歯を移動させます。そのため、従来なら通院ごとに行うワイヤーの調整の必要がなく、新しいフレームと付け替えるだけなので、毎回の治療時間が少なくてすみます。

また通院間隔は、通常は4～6週に一度ですが、アクアシステムなら患者さんの希望や症状によって、数か月に一度の通院ですむ場合もあります。多忙で通院時間を確保しにくい方には好都合です。

4 アクアシステムの治療ステップ
―まずは診断資料を採ることから―

まず診断のために必要な資料を採ります。

診断の結果、前準備として、透明な**アクアフレーム**とは別の装置を使用することがあります。しかし、基本的には外から見えない口の中に装着する装置を使用します。これも患者さんと十分な相談を行ったうえで決定します。

診断のために必要な資料

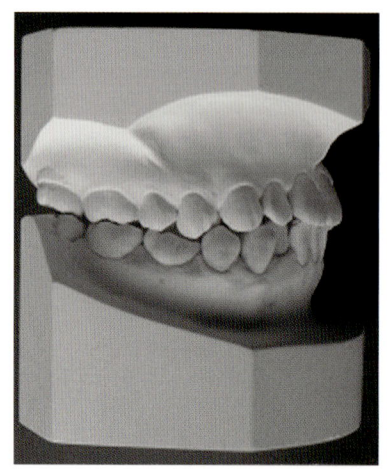
●診断用の歯型の模型

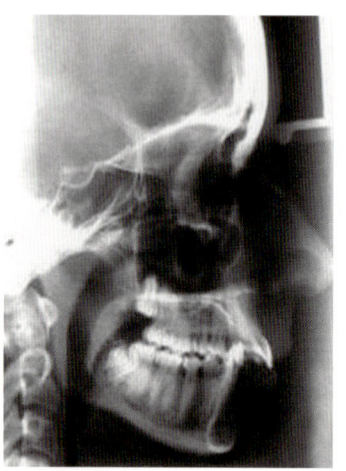
●頭部のエックス線写真

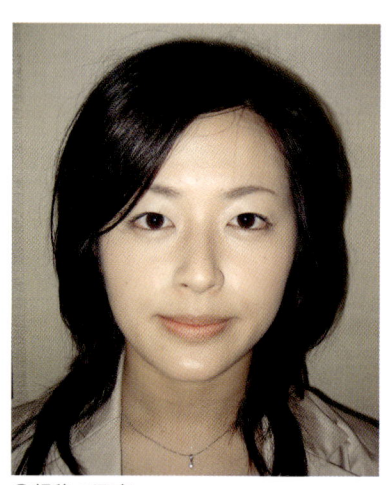
●顔貌の写真

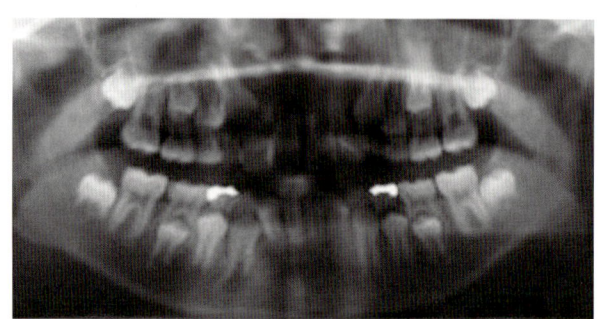
●パノラマエックス線写真

●口腔内の写真

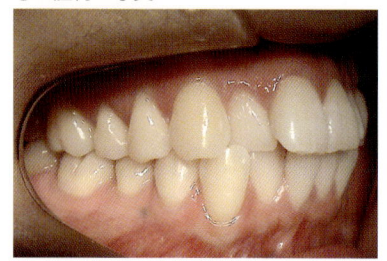 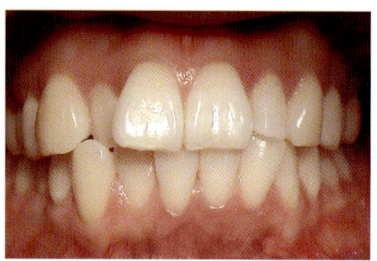 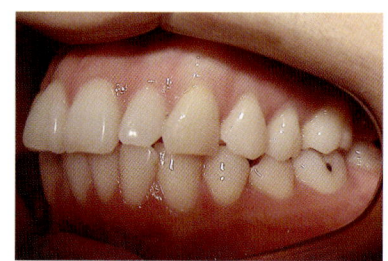

前準備が必要な場合

　歯を並べるすき間が足りないときには、前準備としてスペースをつくる必要があります。隣接する歯面を削る方法と、歯列の前後的拡大と側方への拡大があります。どの方法が可能かはＥラインを使った前歯の位置の判定と、エックス線を使った後方移動の可能性の診断、さらには側方への拡大の安定性の診断により決定します。

前準備の処置：歯列拡大の場合

　歯列を拡大するための装置を装着する場合が多く、拡大装置には固定式と取り外し式のものがあります。

歯列を拡大するための装置

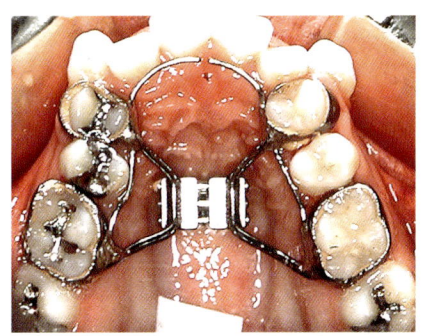
●固定式拡大装置

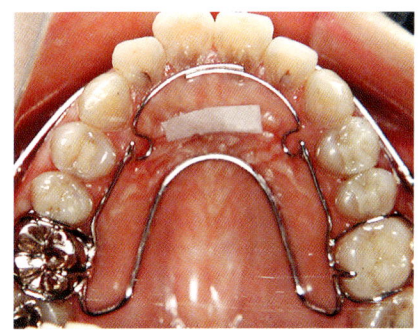
●取り外し式拡大装置

前準備の処置：隣接する歯面を削る場合

　歯を並べるスペースが不足している場合にもっともポピュラーに行われる処置が、隣り合った歯の隣接する部位を少しずつ削る方法です。

　歯の表面は人体でもっとも硬い組織であるエナメル質で覆われ、内部の象牙質と歯髄（歯の神経）を保護しています。この大切なエナメル質を削ってしまうのは歯にとってはよくありません。多く削り過ぎると歯が弱くなります。

　しかし、エナメル質の厚みの1/3くらいまでなら問題ありません。逆に、脱灰*している表面の弱いエナメル質を除き、新しく露出した健全なエナメル質へフッ素を塗布することにより歯質を強化することができ、むしろ、むし歯に対する抵抗性が増します。ブラッシングをしっかり続ければ問題ありません。

---

*脱灰：歯のエナメル質や象牙質からリン酸カルシウムの結晶が溶け出すこと。脱灰が進むとエナメル質に穴があき、むし歯になる。

アクアフレームの製作
①前準備が終わったら歯列の型を採り、模型を製作します。
②歯列の模型の移動させたい部位を切り出して再配列します。
③再配列した模型を使い、透明なシートでアクアフレームを製作します。

アクアフレーム装着前の咬合調整―フレームの咬合面を削る―
　前歯部が開咬である場合や、偏った接触の仕方をしている場合には、奥歯の咬み合う面のフレームを削って調整する必要があります。この咬み合わせの調整ができたら装着準備完了です。

5 アクアフレームを装着する

　アクアシステムには、透明なシートでできたアクアフレームを使用します。治療の段階に応じて新しいフレームを製作し、2〜4週間ごとに交換します。
　フレームの種類には薄いタイプ、厚いタイプ、二重構造のタイプがあり、これを患者さんの生活状況に合わせて使い分けます。

---アクアフレームの種類---

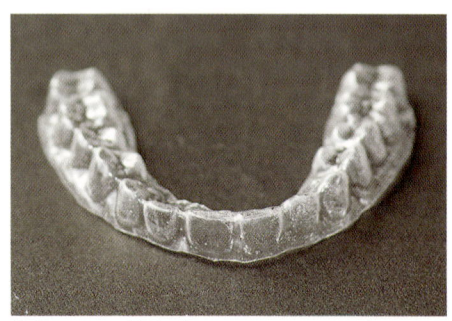
●薄いタイプ（昼用）

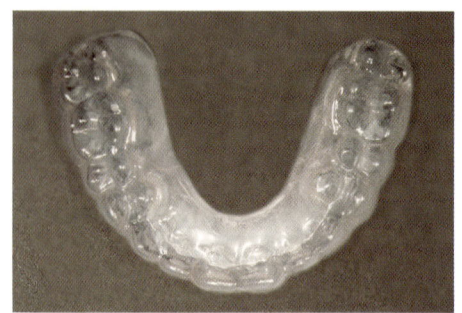
●厚いタイプ（夜用）

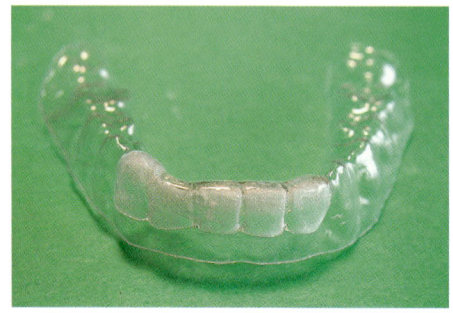
●二重構造のタイプ（昼夜兼用）

厚いタイプのものがもっとも効果的ですが、薄いものに比べ分厚くなり、装着時の異物感があり、しゃべりにくいという欠点があります。そのため夜間だけ使用します。昼用の薄いタイプは外から見えず、会話にも問題ありません。

アクアフレームを装着したところ

●薄いタイプ（昼用）を装着したところ

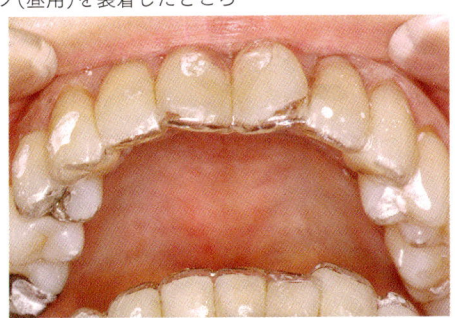
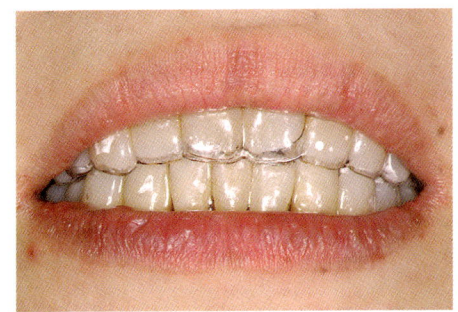

●二重構造のもの（夜用）を装着したところ

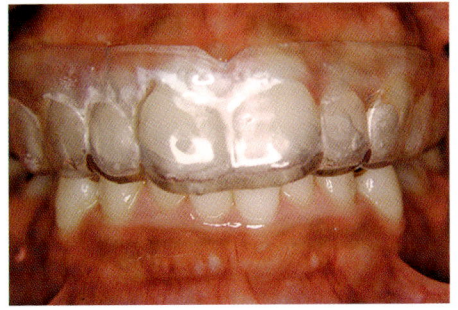
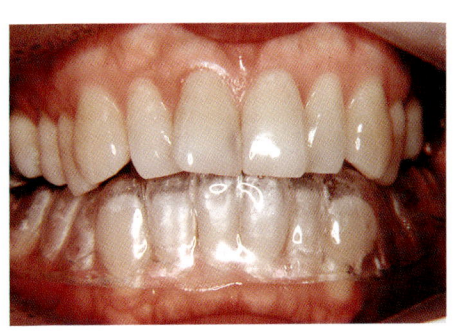

1日の装着時間は20時間が目標 —早く良くなるために

アクアシステムは取り外しできる装置ですが、できるだけ長く装着すればそれだけ早く良くなります。食事中だけ取り外して残りの時間は1日中装着するようにすれば、2週間ごとに先へ進めます。1日の装着時間は20時間を目標としましょう。

治療期間は半年から1年

治療期間はケースバイケースですが、約半年から1年で目的とする位置まで歯が移動します。

その後は後戻りをしないように保定期間に入ります。治った状態を裏側から固定することもでき、最終のアクアフレームを装着時間を短くして使用することもできます。

手入れは歯ブラシで流水下で

アクアフレームは加熱して形成します。つまり熱で変形します。したがって熱湯消毒はもちろん、温かいお湯に浸けてもいけません。

手入れは歯ブラシを使って流水下で洗浄します。内側に汚れが付いていたり歯に食べかすが付いたまで使用すると、臭いがついたり、むし歯や歯肉炎の原因にもなります。

アクアフレームと他の矯正治療アイテムとの併用

　さらに多くの不正咬合の改善を望む場合には、アクアフレームに加えて上の装置と下の装置の間にゴムを取り付けてつないで、下顎を移動させたりすることもできますし、ミニインプラントやヘッドギアを併用することもできます。舌を出す癖のある患者さんの場合には、舌を持ち上げて前に出ないようにするウェッジをフレームの側面につけ加えることもできます。

　こうしたアイテムを併用することによって、本来はワイヤー矯正など、従来の装置での治療が向いているような不正咬合のケースでも、効果的に、しかも目立たずに治療することができます。

他の矯正治療アイテムを併用した場合

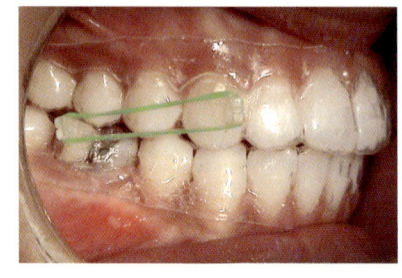
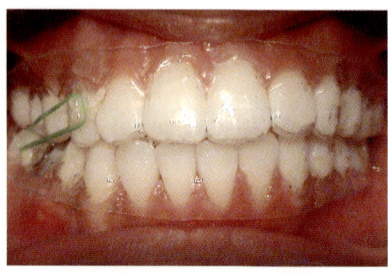

●ゴムとの併用

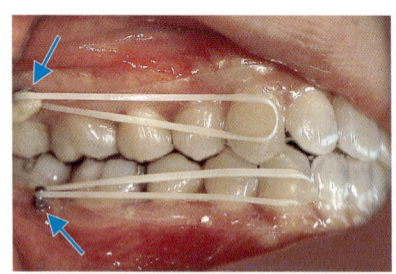
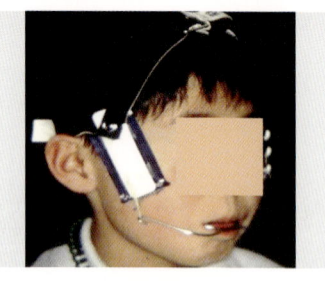

●ミニインプラント（矢印）との併用（左）
●ヘッドギアとの併用（右）

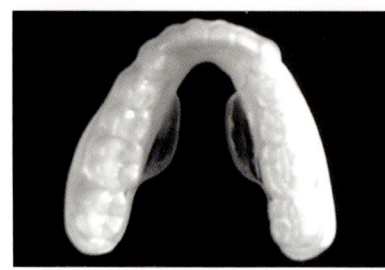
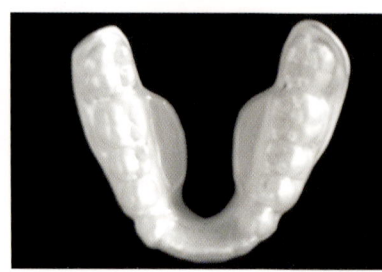

●舌挙上用ウェッジ付きのフレーム
　（フレームを歯型の模型にかぶせた状態）

アクアシステム
10のQ&A

今まで多くの方からインターネットをとおして、
いろいろな質問を受けてきました。
そのなかで代表的なものをご紹介します。

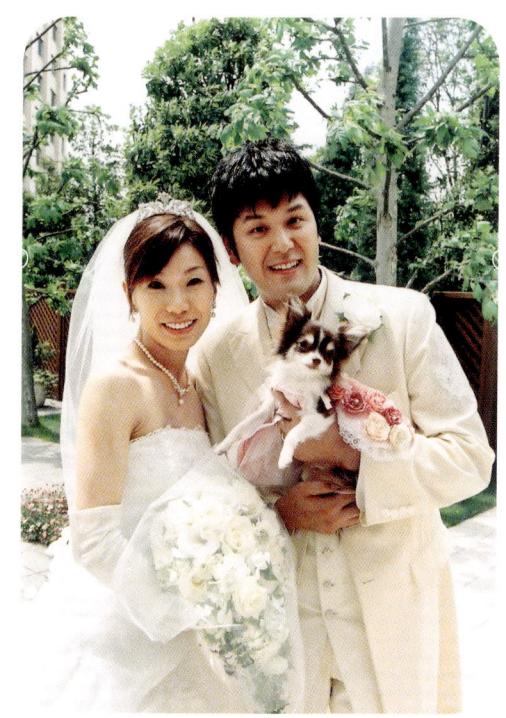

あなたの大切な"その日"
一生の思い出となる写真には
"輝く口元"のとびきりの笑顔を残したい

Q1 ：アクアシステムは通常のワイヤー矯正より時間がかかりますか。

A1 ：いいえ、治療期間自体は変わりません。
ただし取り外し式の装置なので、患者さんの一日の使用時間によって変わります。

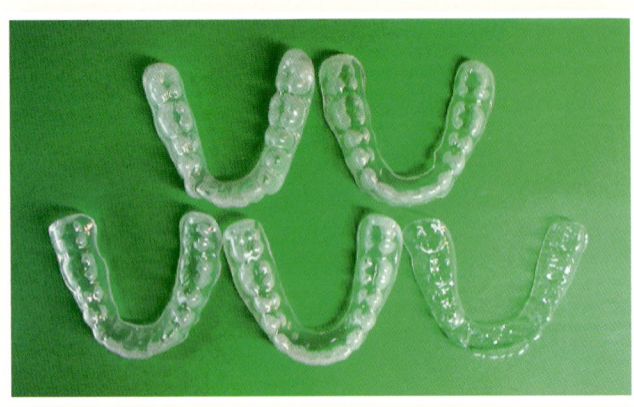

●段階を追って製作されたアクアフレーム（下顎用）。一日中装着すれば、最短2週間ごとに新しいフレームと交換できる

Q2 ：どんな歯並びを治すのに適していますか。

A2 ：奥歯の咬み合わせを変えない、前歯のプチ矯正にもっとも適しています。

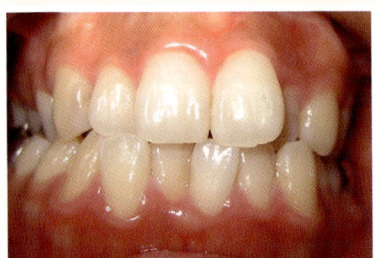 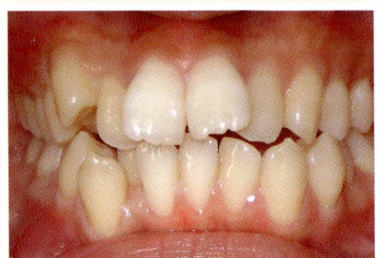 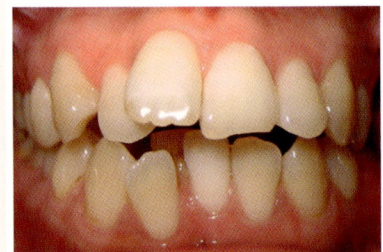

●アクアシステムは、前歯がたとえばこんな歯並びのケースのプチ矯正に、もっとも適している

Q3 : アクアシステムでできない場合にはどうするのですか。

A3 : アクアシステムはどんな不正咬合にも対応できるものではありませんが、他の装置と併用できます。

少しでも見た目にやさしいように、また生活に支障のないように、何を重視して歯並びを治したいのかを患者さんと相談します。できる範囲はアクアフレームを使い、その前準備として拡大装置を用いたり、途中で部分的ワイヤー矯正装置を併用することもできます。

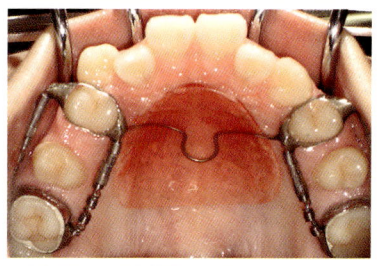
●アクアフレーム装着前に拡大装置を使用

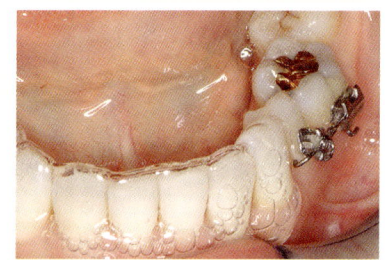
●部分的ワイヤー矯正装置を併用

Q4 : 痛くないでしょうか。

A4 : 一般のワイヤー矯正は装着して数時間してから、徐々に歯列全体が痛くなるものですが、アクアシステムによる痛みは、新しい装置を装着した直後が最大で、2時間もがまんすれば何ともなくなります。

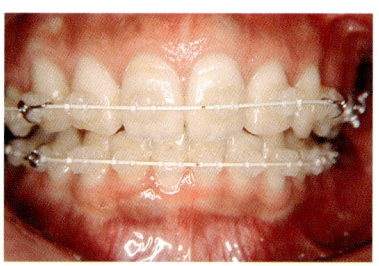
●ワイヤー装置は装着後、数時間たってから徐々に全体に痛みが広がる

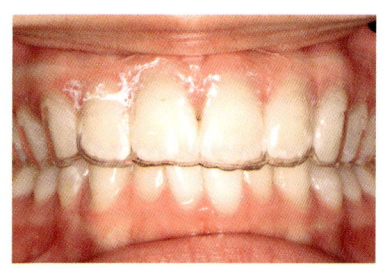
●アクアシステムは装着直後だけ痛む

Q5 : 夜用の装置を昼間使用してもいいでしょうか。

A5 : かまいません。二重構造の夜用のほうが効果的ですから、できれば夜用をつねに使うことをお勧めします。しかし、夜用は分厚いため装着感が悪く会話しづらいので、とくに仕事をされている方には、日中は薄いタイプの昼用を装着していただくことが多いです。

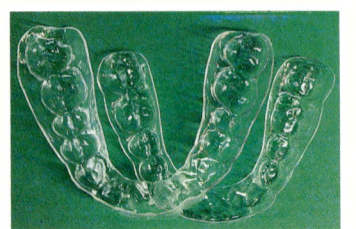
●薄いタイプ（昼用）

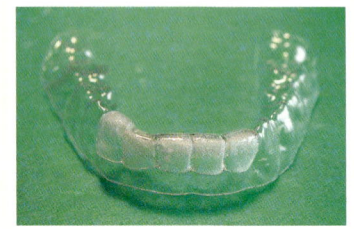
●二重構造のタイプ（昼夜兼用）

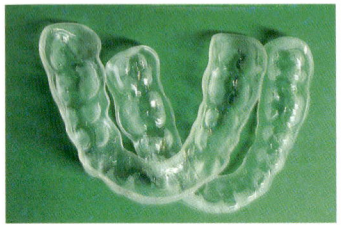
●厚いタイプ（夜用）

Q6 : むし歯があるのですが、この装置を使えますか。

A6 : 早急に治さなければいけない場合以外は、むし歯治療は矯正治療後にしましょう。それは矯正治療後に咬み合わせが変わって咬み合わせの調整が必要になる可能性があるためと、ホワイトニング（をした場合はそれ）による色の変化に合わせて被せ物の色を決める必要があるからです。

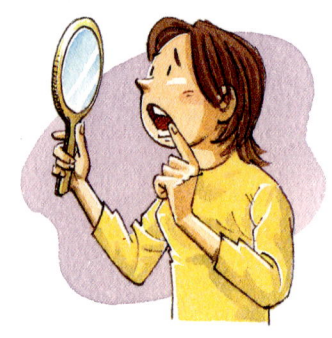

Q7 : この装置でどうやって歯も白くなるのでしょうか。

A7 : 装置の中にホワイトニングジェルを入れます。
歯並びを治しながら、歯も白くすることができます。

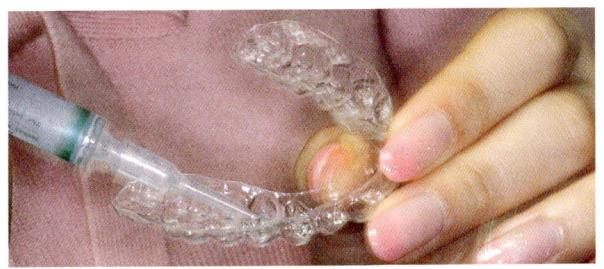

●フレームの中にジェルを注入してホワイトニング

Q8 : ホワイトニングジェルは歯にしみたりしないのでしょうか。

A8 : 人によってはしみる場合があります。
そんなときは、ジェルをつける時間を短くします。
逆になんともなければ、つける時間を長くすれば早く白くなります。

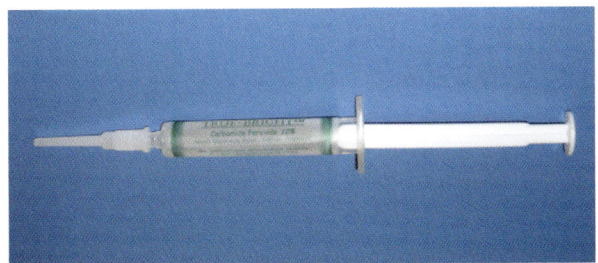

●ホワイトニングジェル。10％過酸化尿素配合（True-bright．The International Orthodontics Services 社）

Q9：仕上がりはどうでしょうか。この方法の完成度はどうでしょうか。

A9：適応症を選べば仕上がりはベストです。
適応外の症例に無理に使えば、やはり無理があります。適応症の診断が大切です。
正しい使い方をすれば、すばらしい仕上がりとなります。

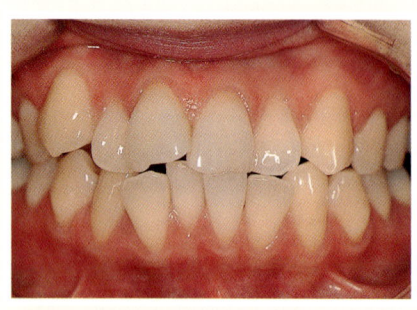
●咬み合わせの良くなかった治療前

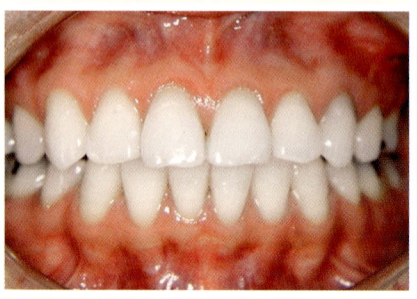
●ホワイトニングも行った治療後

Q10：結婚式に間に合うでしょうか。

A10：装置の装着時間次第です。
装置を1日中使用すれば、最短2週間ごとに新しい装置と取り替えられます。
今すぐ始めればかなり良くなるはずです。

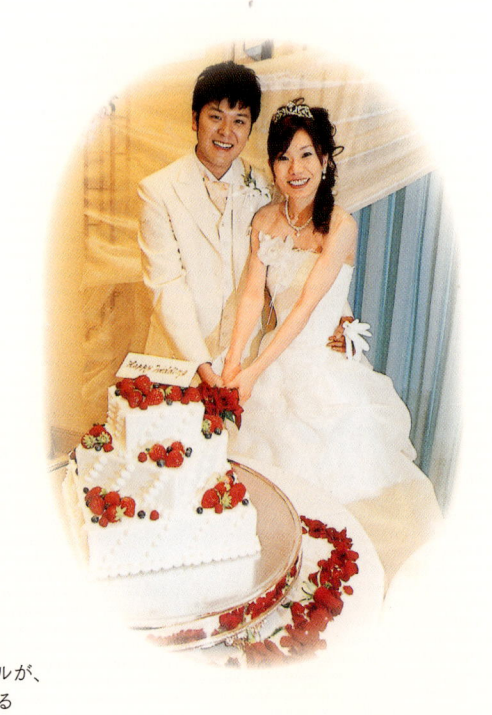
●白く輝く美しい口元のスマイルが、
"ハレ"の日をさらに華やかに彩る

アクアシステム症例集
―アクアフレームできれいな歯並びを手にされた方たち―

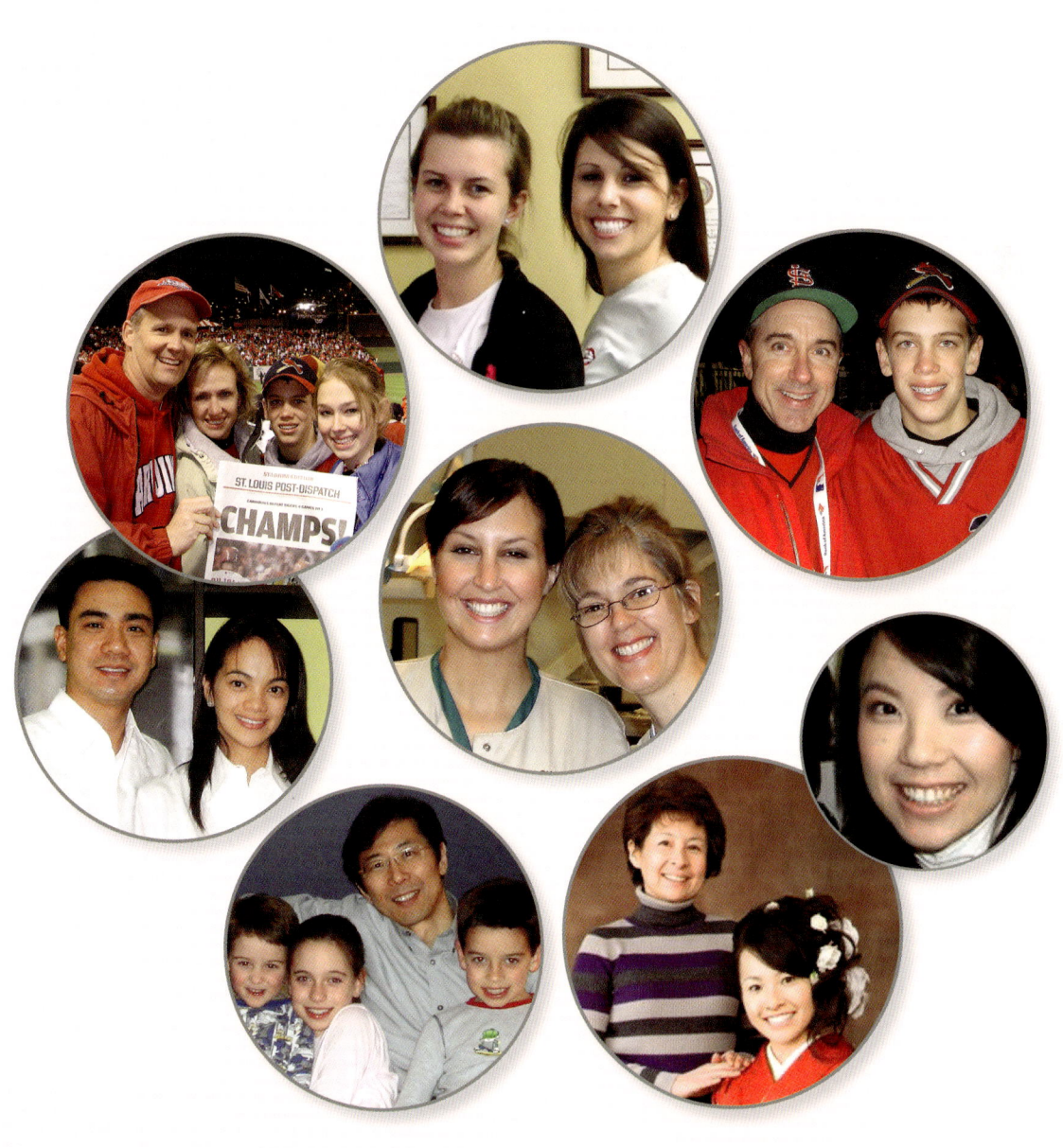

症例①

治療前
真ん中の前歯が重なり合っているのが目立っていた

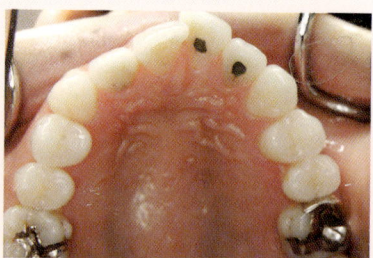

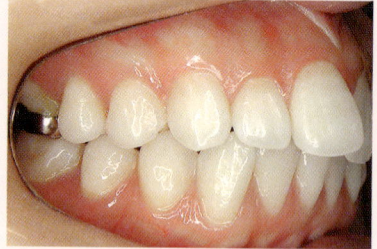
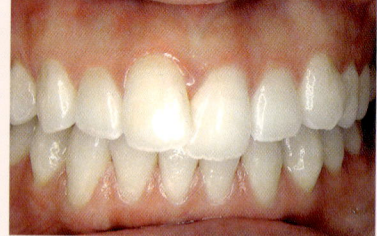
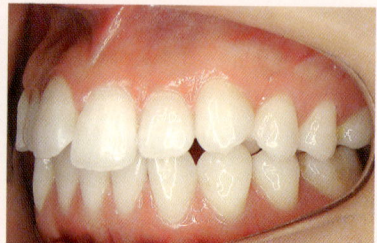

治療終了時
重なりがとれただけで歯並びがぐんときれいに見える

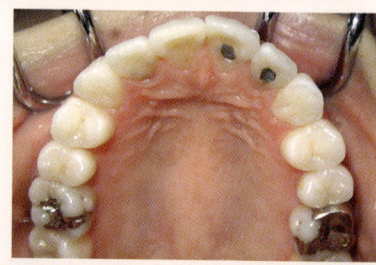

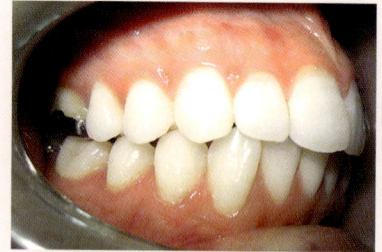
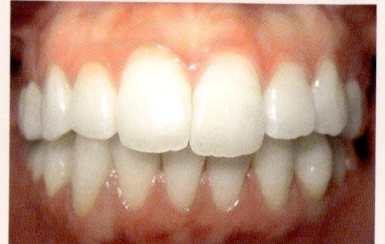
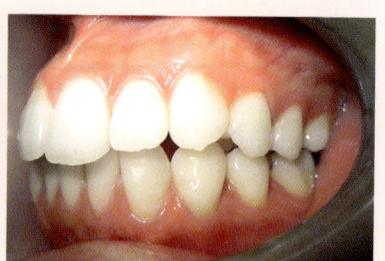

症例②

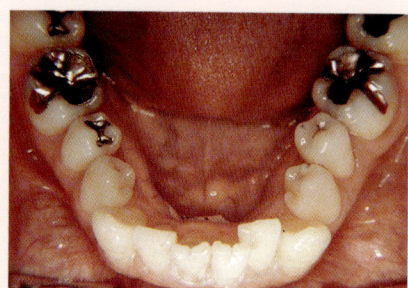
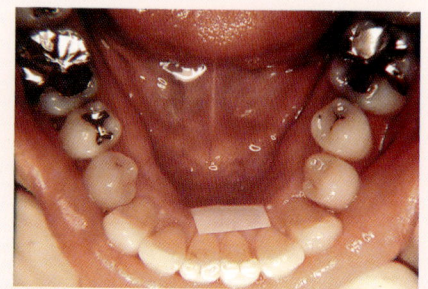

治療前
下顎の前歯がでこぼこに並んでいる

治療終了時
抜歯せずにきれいに並んだ

症例③

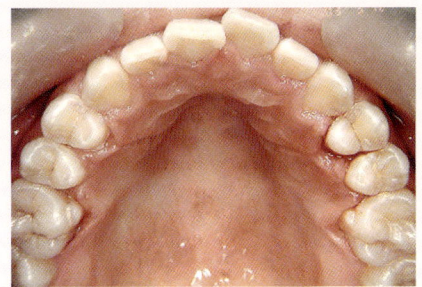

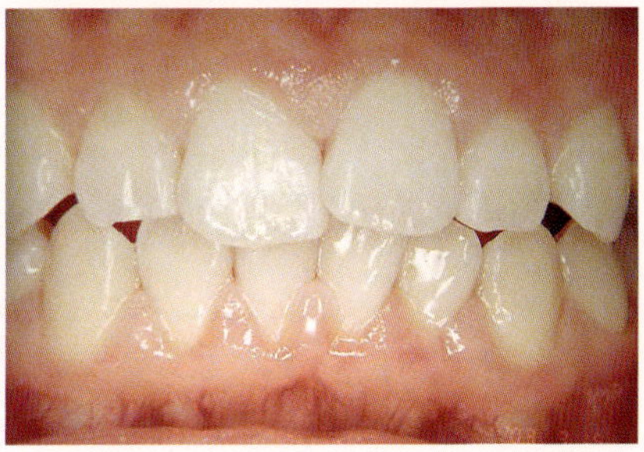

治療前
上顎の真ん中の前歯が重なり合っている

前処置：拡大装置でスペースをつくる

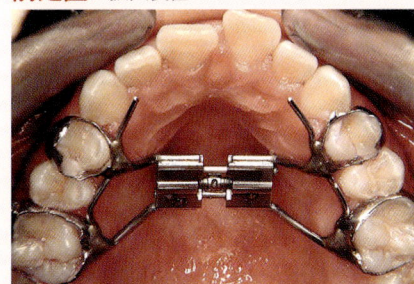

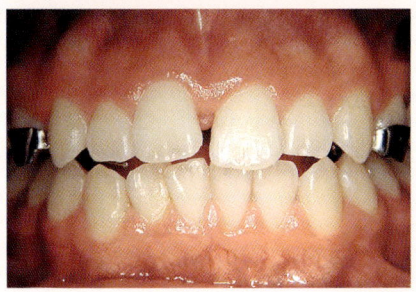

アクアフレームを装着

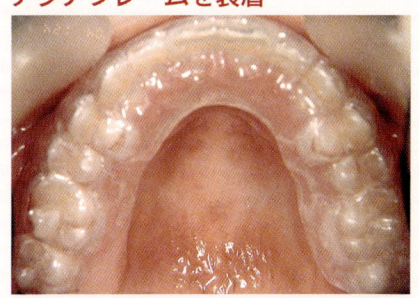

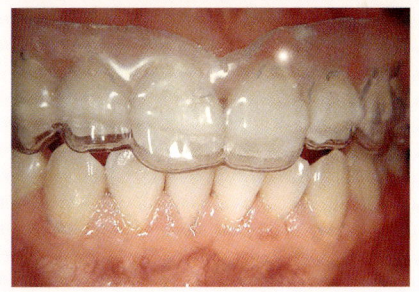

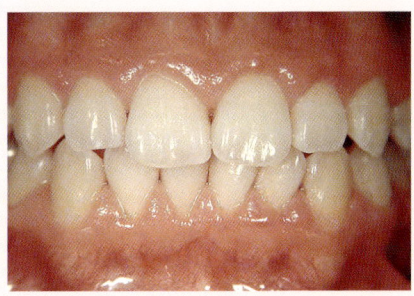

治療終了時
きれいな歯並びになった

症例④

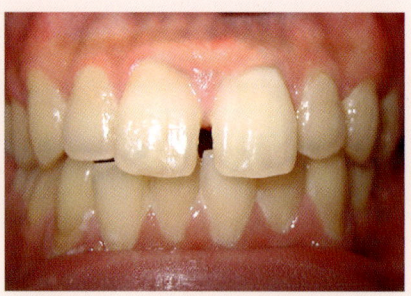
治療前
真ん中の前歯の間にすき間が開いている(息がもれて発音にも影響する)

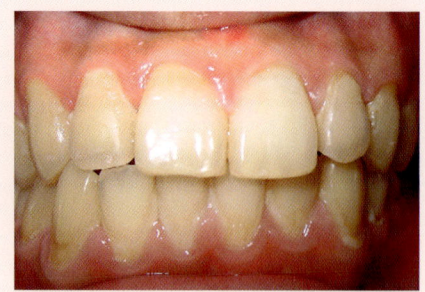
治療終了時
すき間がなくなっただけで、ぐんと歯並びが良くなった

症例⑤

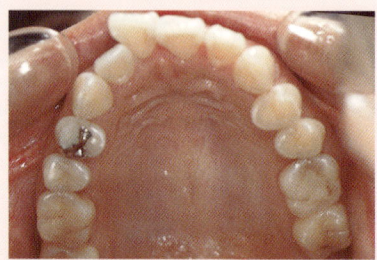

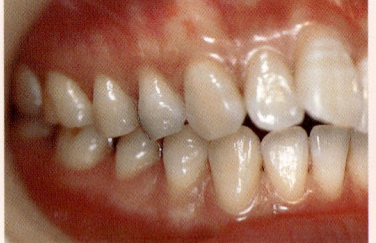
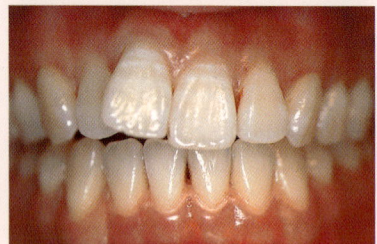
治療前
真ん中の前歯が、はみ出すようにズレている

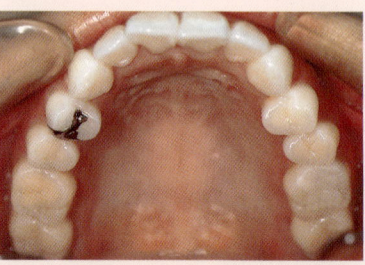

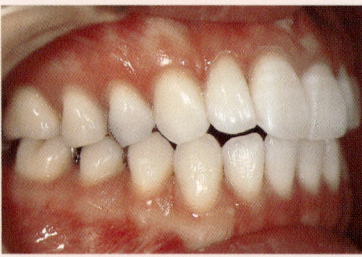
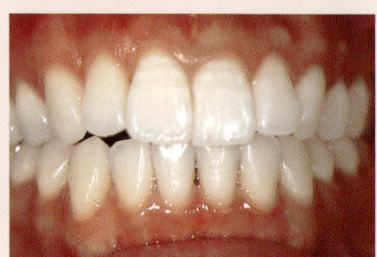
治療終了時
顎の裏側から見ると、歯並びが改善されたことがよくわかる

症例⑥

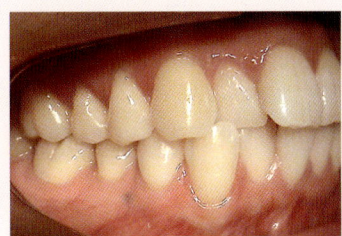
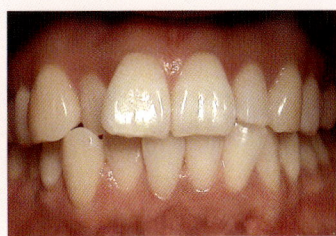

治療前
上顎・下顎とも前歯が
でこぼこに並んでいる

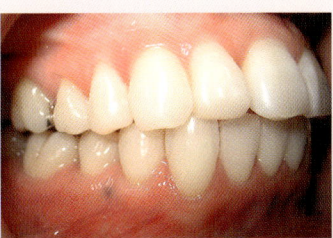
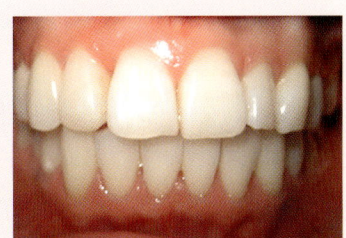

治療終了時
咬み合わせも良くなり
きれいな歯並びになっ
た

症例⑦

治療前
顎の裏側から見ると、真ん中の前歯
が押し出されるように反り返ってい
るのがよくわかる

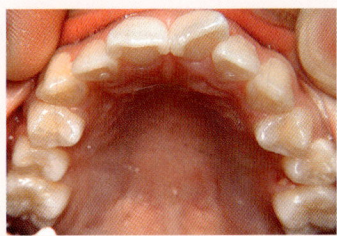

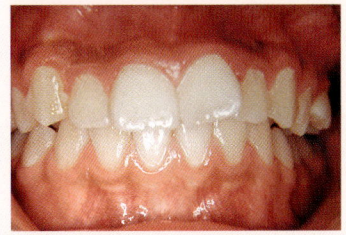
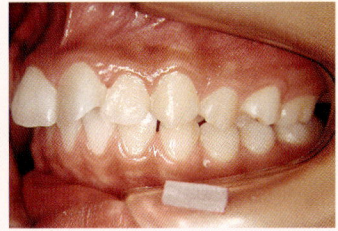

治療終了時
きれいな歯並びになった

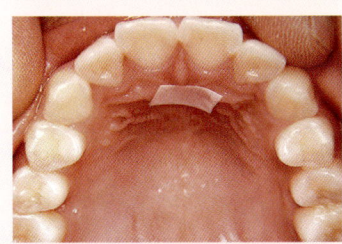

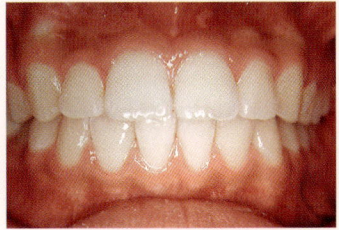
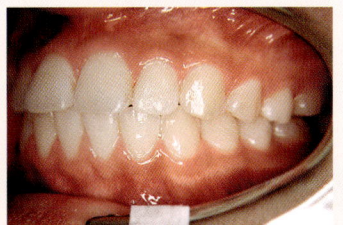

著者紹介

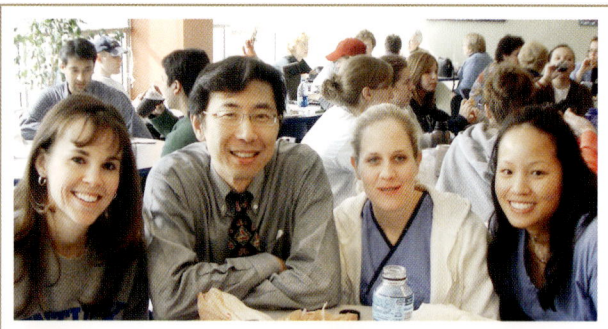
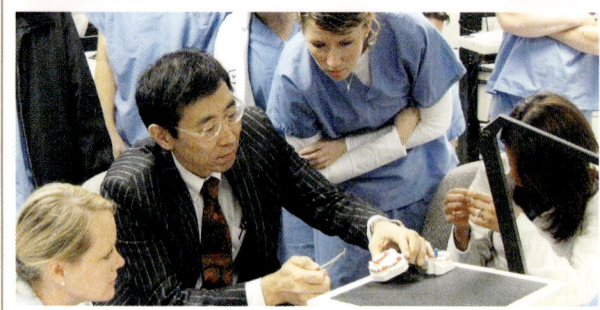

国際矯正歯科アカデミー所長
セントルイス大学 CADE(Center for Advanced Dental Education)客員教授
Thamassat 大学(タイ)客員教授
MahaSaraswati 大学(インドネシア)客員教授
桂林医科大学口腔科客座教授
国際矯正歯科センター(東京)院長

日本矯正歯科学会認定医、指導医
米国歯科学会矯正歯科認定医(ABO)

●連絡先：〒456-0025 名古屋市熱田区玉の井町11-11
みやじま歯科医院
E-mail：miya@naa.att.ne.jp

　不正咬合の治療目標は正常歯列の獲得、機能的咬合をつくることに加え、審美的改善にあります。従来のワイヤー矯正では最終的にはこの目標が達成はされるものの、治療途中には不都合なことが多々あります。アクアシステムでは日常生活に支障をきたすことなく、快適にこの目標に向けて日々治療が進められます。矯正治療をあきらめていた多くの不正咬合の人びとが、この方法で改善できるといいですね。

(宮島 邦彰・みやじま くにあき)

プチ矯正—ブラケットもワイヤーもない！ホワイトニングもできる—

2008年5月10日　第1版第1刷発行

著　　者　宮島　邦彰

発 行 人　佐々木　一高

発 行 所　クインテッセンス出版株式会社
　　　　　東京都文京区本郷3丁目2番6号　〒113-0033
　　　　　クイントハウスビル　電話 (03)5842-2270(代表)
　　　　　　　　　　　　　　　　(03)5842-2272(営業部)
　　　　　　　　　　　　　　　　(03)5842-2279(書籍編集部)
　　　　　web page address　http://www.quint-j.co.jp/

印刷・製本　サン美術印刷株式会社

©2008　クインテッセンス出版株式会社　　禁無断転載・複写
Printed in Japan　　　　　　　　　　　落丁本・乱丁本はお取り替えします
　　　　　　　　　　　　　　　　　　　ISBN978-4-7812-0015-6　C3047

定価は表紙に表示してあります